ÉTUDES HYGIÉNIQUES

RELATIVES AU DESSÉCHEMENT DU

LAC DE GRAND-LIEU

PAR LE DOCTEUR J.-A. GÉLY (1).

Le desséchement du lac a été accusé d'insalubrité à deux points de vue différents.

Dans le premier cas, ce sont les travaux de canalisation et la

(1) Les documents que nous présentons ici ont été recueillis par une Commission, composée de MM. Fouré, Marion de Procé, Prével, Le Sant, Thibeaud, Pihan-Dufeillay et Gély, secrétaire; ils constituent la partie essentielle d'un rapport que cette Commission avait été chargée d'élaborer, par arrêté préfectoral en date du 1er juin 1842, et qui fut déposé le 24 novembre suivant. L'importance de ces documents et le désir de les voir publiés, nous a engagé à en faire l'objet d'une communication à la Société Académique; mais nous ne saurions passer sous silence les noms de ceux qui ont concouru à les rassembler.

Dr J.-A.-GÉLY.

1856

période de dessication du bassin vaseux que l'on présentait comme une source d'infection dangereuse.

En second lieu, c'était dans l'impuissance présumée des travaux que l'on puisait un nouveau motif de crainte pour l'état sanitaire du pays ; l'avortement des tentatives de desséchement pouvant entraîner une modification dangereuse, non-seulement dans une portion de la surface du lac, mais encore dans les terrains marécageux qui l'environnent.

Il ne devait entrer dans la pensée de personne qu'un desséchement définitif et complet pût aggraver cet état sanitaire, et, quand il en serait autrement, nous n'aurions pas à combattre ici une semblable opinion, tant elle se trouve en opposition avec tous les résultats connus. Partout où des marais, de vastes étangs ont été desséchés, on a vu disparaître les tristes maladies qui décimaient chaque jour les populations environnantes, et, avec elles, les épidémies graves qui venaient trop souvent s'abattre sur le pays comme un fléau destructeur. Toujours un desséchement complet a été le signal d'une prospérité d'autant plus remarquable que la fécondité du pays favorisait davantage l'accroissement de la population. (Voir aux pièces justificatives les détails relatifs à ce sujet.)

L'influence des travaux projetés pour la dérivation des eaux du lac sur la santé publique, ne devait pas être recherchée seulement d'une manière absolue, il fallait encore la mettre en parallèle avec l'état présent. L'amélioration devant être d'autant plus grande que le pays serait plus malsain, et sa perturbation d'autant plus grave que l'état actuel serait meilleur.

Il importait donc, pour préjuger les effets du desséchement, dans toutes les hypothèses, au point de vue de la perfection, de bien connaître la constitution topographique et l'état sanitaire du pays.

Le pays est plat et marécageux ; il sert de réservoir temporaire aux eaux que la Boulogne, l'Ognon et le Tenu y versent en grande abondance pendant la saison pluvieuse. Lorsque l'inondation cesse par l'écoulement des eaux, dans les mois d'avril et de mai, cette vaste plaine se divise naturellement en trois espèces de terrain : 1° les prairies submersibles qui se dessèchent promptement et donnent, par suite, une bonne récolte de pâturages; 2° les marais qui ne dessèchent pas ou ne dessèchent qu'en été, de manière à ne fournir aucune récolte; 3° le lac, vaste réservoir d'eau stagnante dont on propose aujourd'hui la dérivation.

Il y aurait tout d'abord lieu d'établir la part de chacun de ces trois éléments dans la production des maladies qui règnent dans le pays; mais il est malheureusement impossible de préciser leur influence. On peut cependant dire, d'une manière générale, que les prairies submersibles qui sont desséchées au printemps ou avant les chaleurs, ne sont pas dangereuses, ou le sont fort peu; que les marais qui ne dessèchent que pendant les chaleurs et très-incomplétement, sont précisément dans une catégorie opposée. Ce sont eux qui donnent presque exclusivement naissance aux accidents qui sont spécialement attachés à ce pays. Enfin, que le lac ne peut contribuer à cette insalubrité qu'en laissant à découvert, à sa périphérie, une zone marécageuse qui vient accroître l'étendue des marais dont nous venons de parler. On peut dire enfin que la puissance de cette source d'infection est proportionnelle à l'étendue des terrains qui restent imparfaitement submergés.

Si l'existence des marais était tellement liée à celle du lac, qu'en faisant disparaître ce dernier on transformât tous les marais qui l'entourent en prairies submersibles, nul doute que l'on aurait rendu un véritable service au pays. Voyons, au reste, avant tout, quel est son état sanitaire.

Les communes qui bordent le lac et ses affluents sont au

nombre de neuf, savoir : sur les bords de l'Acheneau, Port-Saint-Père et Saint-Leger ; sur la circonférence du lac, en allant du côté occidental au côté oriental, Saint-Mars, Saint-Lumine, Saint-Philbert, la Chevrolière, Saint-Aignan, Bouaye et Brains ; cette dernière commune étant placée loin de la rive droite de l'Acheneau, derrière les communes de Saint-Léger et de Bouaye, mais, comme celles-ci, sous le coup des émanations marécageuses que le vent du Sud-Ouest pousse vers cette côte. L'aspect général du pays est agréable ; et, sans être riches, les habitants ne présentent point l'apparence de la misère et du dénûment. Leur physionomie ne présente rien qui les distingue des populations voisines. S'il existe, sous ce rapport, quelque nuance dans leur organisation, elle est au moins assez légère pour n'avoir point été signalée, même par les gens de l'art. Ce fait prouve déjà que les influences marécageuses ne sont point arrivées à leur maximum d'intensité.

Les maladies qui règnent dans ce bassin se rattachent d'une manière plus directe à la présence de l'humidité des marais. Les fièvres intermittentes s'y montrent chaque année et reparaissent souvent sous forme épidémique. Elles constituent la maladie prédominante du pays. Ce fait est avoué et reconnu par tout le monde ; seulement, ses conséquences ne sont pas envisagées de la même manière.

Ainsi, suivant M. Drouet, médecin à Saint-Philbert, le lac ne mérite pas sa réputation d'insalubrité qu'on lui a faite, et alors même qu'il y a beaucoup de malades, la mortalité ne serait pas augmentée. Cette opinion, développée par M. Drouet, dès 1827, dans ses rapports au Conseil de Salubrité, mérite d'être prise en grande considération. Mais il importe de la soumettre au contrôle des faits matériels tout aussi bien que l'opinion opposée. Celle-ci représente le pays comme vouée à des fièvres sans cesse renaissantes et souvent meurtrières, dont l'influence serait surtout funeste aux enfants. Cette opinion a été émise par M. Oneil, médecin au Port-Saint-Père.

Pour faire cesser tous les doutes, toutes les incertitudes sur cette question, il importait de consulter les registres de l'état-civil et de constater la mortalité de chaque commune. Pour éviter les erreurs qui se glissent toujours dans cette appréciation, quand on ne considère qu'un petit nombre d'années, nous avons embrassé la série de vingt ans, comprise entre **1820** et **1841**; c'est sur elle que sont basés tous les résultats que nous allons signaler et qui sont inscrits dans les tableaux qui forment la seconde partie de ce rapport.

Il résulte des recherches publiées par le ministère d'agriculture et du commerce que la mortalité générale, pour toute la France, est de 1 individu sur 40 ou 41 habitants.

Dans le département de la Loire-Inférieure, la mortalité a varié, pendant 16 ans, de 1 sur 37 à 1 sur 47. On peut donc l'estimer, terme moyen, à 1 sur 42.

Pour l'arrondissement de Nantes, qui renferme presque toutes les communes qui bordent le lac, la mortalité paraît être de 1 sur 40 ou 41. Enfin, pour l'arrondissement de Paimbœuf, qui renferme les trois communes occidentales, la mortalité paraîtrait être un peu plus forte, 1 sur 39 environ; ce qui provient, sans doute, de la présence, dans cet arrondissement, d'un grand nombre de communes fort malsaines, telles que celles de Fresnay et de Bourgneuf.

Si l'on passe de là à l'étude de la mortalité dans quelques-unes des communes rurales du département prises au hasard, on voit que cette mortalité varie de 1 sur 19 à 1 sur 90. Nous avons donné, dans la seconde partie de ce rapport, des tableaux indiquant la proportion des décès dans 44 communes du département, tableaux dont nous avons trouvé les éléments dans les procès-verbaux du Conseil de Salubrité, pour les années 1826,

1827, 1828, 1829. Il en résulte qu'on peut faire trois classes des diverses localités qui ont été mentionnées : 1° celles qui sont décidément insalubres et dans lesquelles la mortalité est de plus de 1 sur 25 ; 2° celles qui sont assez peu favorisées de ce côté, pour donner un mort sur 40 habitants, comme dans les villes ; 3° enfin, celles qui ne donnent qu'un mort sur 50, 60, 70, 80, 90 habitants, et qui peuvent être regardées comme le type des campagnes salubres. Nous avons supposé, en concluant ainsi, que la salubrité d'un pays était, sinon la seule cause, au moins la cause prédominante de l'accroissement de la mortalité. Nous n'avons cependant point oublié que l'aisance de ses habitants et le degré de perfection des habitudes hygiéniques avait également une part dans le chiffre des décès ; mais cette donnée a dû forcément être négligée, faute de renseignements précis, et nous sommes portés à croire que ce n'est pas là une cause d'erreur bien importante, parce qu'il n'existe pas, sous ce rapport, de grandes différences entre nos campagnes.

Revenant maintenant aux communes qui bordent le lac, si nous les considérons toutes ensemble pendant chaque année, nous voyons que la mortalité y a subi quelques variations, qui sont cependant peut-être moins étendues que celles qu'on remarque dans d'autres communes en apparence très-salubres. Cette persistance du chiffre de la mortalité, entre deux extrêmes assez rapprochés, serait peut-être la preuve de l'existence d'une cause persévérante dans son action délétère. Voici les résultats obtenus pour chaque série de 10 ans :

1821. 1/35	1826. 1/52	1831. 1/41	1836. 1/62	Pour les dix premières années, la mortalité moyenne serait 1/44 ; pour les dix dernières, 1/48 ; pour les 20 ans, 1/46.
1822. 1/50	1827. 1/47	1832. 1/40	1837. 1/49	
1823. 1/55	1828. 1/32	1833. 1/46	1838. 1/57	
1824. 1/50	1829. 1/39	1834. 1/37	1839. 1/57	
1825. 1/41	1830. 1/55	1835. 1/57	1840. 1/52	

Si l'on considère chaque commune isolément, on trouve les résultats suivants :

	Brains.	Bouaye.	Saint-Aignan.	Saint-Philbert	La Chevrolière	Saint-Lumine	St Mars	Port-St-Père	Saint-Leger.
	—	—	—	—	—	—	—	—	—
Première série de 10 ans..	1/49	1/43	1/42	1/43	1/43	1/39	1/45	1/51	1/50
Seconde série de 10 ans..	1/45	1/52	1/42	1/45	1/42	1/51	1/52	1/58	1/71
Série totale de 20 ans.....	1/47	1/47	1/42	1/44	1/43	1/44	1/48	1/55	1/59

C'est-à-dire que ces 9 communes donnent entre 1 sur 42 et 1 sur 59; que quatre d'entre elles, Saint-Aignan, la Chevrolière, Saint-Philbert et Saint-Lumine, restent constamment au même chiffre, 1 sur 42, 1 sur 43, 1 sur 44, et sont, par conséquent, les plus insalubres; que trois communes, Saint-Mars, Brains et Bouaye, donnent un chiffre un peu meilleur, 1 sur 47, 1 sur 48; enfin, que Port-Saint-Père et Saint-Leger sont les seules localités un peu plus favorablement traitées, puisqu'elles ne donnent qu'un mort pour 55 et 59 habitants, et cela parce qu'elles sont en grande partie soustraites à l'influence des marais du lac. Il y a cependant quelques observations à faire sur l'ordre dans lequel nous venons de présenter ces communes, d'après leur chiffre de mortalité. Toutes les portions d'une commune ne sont pas également accessibles aux causes d'affection miasmatique. Pour celles de Brains, Bouaye, Saint-Aignan, la Chevrolière et Saint-Lumine, il n'y a cependant pas d'objection sérieuse à faire sous ce rapport; mais il en est tout autrement de celles de Saint-Philbert et de Saint-Mars. Ces deux communes se prolongent, vers le Sud, de manière à échapper, pour une grande portion de leur surface, aux effluves marécageux qui sont incessamment poussés par les vents sur la côte Nord-Nord-Est. Pour connaître au juste l'influence des marais sur la portion des communes qui leur est contiguë, il aurait fallu isoler complétement celle-ci dans nos calculs. Cette opération fort difficile à effectuer donne, pour la commune de Saint-Philbert, un résultat tout à fait conforme aux prévisions. Dans la zone qui borde le lac, la mortalité est de 1 sur 42, et dans celle qui en est éloignée, elle n'est que de 1 sur 54. Un calcul semblable, fait pour la commune de Saint-Mars, donnerait probablement un résultat analogue. Ainsi, sans tenir un compte absolu des chiffres qui précèdent, on peut dire, sans crainte d'être démenti par les faits, que les communes de la rive Est et Sud du lac, savoir : Saint-Aignan, la Chevrolière, Saint-Philbert, sont les plus malsaines et donnent un mort sur 42 ou 43 habitants ; que Saint-Lumine et Saint-Mars donnent une proportion un peu meilleure, 1 sur 44 environ ; que Brains et Bouaye, placées au Nord, sont sensiblement moins maltraitées puisqu'elles ne donnent qu'un mort sur 47 ; et que Saint-Leger et le Port-Saint-Père forment une classe à part, remarquablement plus salubre que toutes les autres communes.

La mortalité des enfants, jusqu'à 16 ans exclusivement, était un point important de ces études statistiques. Il aurait été utile de fixer d'abord le chiffre de cette mortalité dans d'autres communes du département, mais les matériaux nous ont manqué à cet égard. Nous partirons toutefois de ce principe que la mortalité des enfants ne doit pas être supérieure au tiers de la mortalité générale.

Ceci posé, voilà les résultats obtenus par le dépouillement des chiffres :

PREMIÈRE SÉRIE DE DIX ANS.	Enf. Morts.
Brains.......	1 sur 2.234
Bouaye.....	1 sur 2.346
La Chevrolière.	1 sur 2.355
Port-St-Père..	1 sur 2.479
Saint-Philbert.	1 sur 2.535
Saint-Aignan..	1 sur 2.823
Saint-Mars....	1 sur 2.821
Saint-Leger...	1 sur 2.973
Saint-Lumine..	1 sur 3.311

SECONDE SÉRIE DE DIX ANS.	Enf. Morts.
La Chevrolière.	1 sur 2.213
Brains.......	1 sur 2.489
Bouaye.....	1 sur 2.626
Saint-Mars....	1 sur 2.724
Saint-Aignan..	1 sur 2.825
Saint-Philbert.	1 sur 3.228
Port-St-Père..	1 sur 3.767
Saint-Lumine..	1 sur 4.403
Saint-Leger...	1 sur 6.266

Ainsi, dans six des communes qui bordent le lac, la mortalité des enfants est égale et souvent supérieure au tiers de la mortalité générale. Saint-Leger et Saint-Lumine sont les communes les plus favorisées. Le Port-Saint-Père l'est beaucoup plus dans la seconde série que dans la première. Brains, Bouaye, la Chevrolière sont, au contraire, les plus maltraitées pendant le temps des deux séries réunies.

La manière dont se répartit la mortalité, suivant les divers mois de l'année, est encore fort utile à connaître pour apprécier l'influence de la cause marécageuse. Le minimum de mortalité qui se trouve toujours en juin, juillet, août et septembre, pour les pays salubres, ne dépasse que rarement juin dans les pays marécageux. La mortalité augmente dès que les marais se dessèchent sous l'empire des grandes chaleurs. Il résulte des divers tableaux annexés à ce travail que, pendant vingt années, le minimum de la mortalité se trouve en mai pour Brains et Saint-Mars; en juin pour Bouaye, Saint-Aignan et Saint-Leger; en juillet, pour la Chevrolière, Saint-Philbert, Saint Lumine et Port-Saint-Père. Enfin, si l'on groupe ensemble les mois de l'année par série de 2, 3 et 4, on trouve que le minimum de la mortalité arrive avant le mois de juillet pour toutes les communes, à l'exception de celle de Saint-Lumine. Et si l'on se rappelle, d'autre part, que Saint-Lumine perd moins d'enfants que toutes les autres communes, on sera disposé à regarder l'exception que nous venons de signaler comme due à la diminution de la mortalité des enfants pendant l'été, par rapport aux communes voisines.

Après avoir considéré les communes dans leur ensemble, il était utile de considérer isolément leurs principales localités. Voici, par exemple, le chiffre de la mortalité dans le bourg pour les six communes riveraines : Bouaye, 1 sur 39 ; Saint-Aignan, 1 sur 30 ; la Chevrolière, 1 sur 36 ; Saint-Philbert, 1 sur 37 ; Saint-Lumine, 1 sur 44 ; Saint-Mars, 1 sur 57.

Comme conclusion de tout ce qui précède, on peut dire que les localités les plus maltraitées sont placées sur la rive orientale du lac, qui paraît cependant la plus salubre. Ceci s'explique, du reste, très-facilement par l'influence des vents du Sud et d'Ouest qui règnent habituellement dans ce pays. Les effluves qui naissent en plus grande proportion sur la rive occidentale sont portés, par eux, sur le rivage opposé, et viennent ajouter leur funeste influence aux causes de cette espèce qui existent déjà dans cette portion de la périphérie du lac. La mortalité est considérable tout autour du lac ; elle porte fortement sur les enfants ; son minimum ne dépasse guère le mois de juin. Enfin, dans deux séries successives de dix ans, on ne saisit que de fort légères différences dans cet état de choses. Il n'en est point ainsi pour le Port-Saint-Père et Saint-Leger, sur les rives de l'Acheneau. La mortalité y est bien moins forte, et on remarque une grande amélioration, sous ce rapport, dans la seconde série de dix années. Cette amélioration paraît être le résultat du curage de l'Acheneau et des travaux d'assainissement opérés par M. de Granville.

En définitive, le pays n'est pas malsain à ce point d'être assimilé, par exemple, aux cantons de Machecoul et de Bourgneuf; mais aussi il s'en faut beaucoup qu'il puisse être rangé parmi les localités rurales véritablement favorisées. Au lieu de présenter, comme ces dernières, une mortalité d'un 50e au plus, toute la zone du lac se rapproche sensiblement du chiffre des grands centres de population, qui ne sont point regardés comme des positions salubres. La différence qui doit exister entre celles-ci et les communes rurales est, pour ainsi dire, réduite à son minimum pour tout le bassin qui nous occupe.

Que deviendra le pays après le desséchement? qu'y aura-t-il de changé à son état actuel? La solution de cette difficulté est tout entière dans la réponse à cette autre question : quel sera le degré de perfection de cette entreprise? Un desséchement incomplet avorté peut aggraver beaucoup l'état actuel. Un desséchement exact, en le rendant plus salubre, en y appelant l'industrie, en favorisant le développement de la population, peut lui rendre un immense service; et, sous ce point de vue, plus encore que sous celui des richesses agricoles, on pourrait dire que le projet s'élève à la hauteur d'une entreprise d'utilité publique. Pour cela, il faut que les marais disparaissent en même temps que le lac.

Dans le cas contraire, le pays, bien loin d'avoir gagné quelque chose du côté de la salubrité, aurait peut-être beaucoup perdu; car, en dernière analyse, ce n'est pas le lac qui est malsain, ce sont les marais qui l'entourent. Inutile de dire que cette insalubrité serait en proportion du bouleversement produit par des travaux sans effet. Le projet de desséchement ne paraît donc pas avoir été envisagé d'une manière assez générale : il doit se lier, d'une part, avec un système complet d'amélioration physique, comme il se rattache, d'autre part, avec un système plus parfait de navigation. En accordant l'autorisation du desséchement, sans considérer son influence sur les marais voisins, le

Gouvernement assumerait certainement une grande responsabilité. Sa sollicitude doit se montrer ici dans une sphère plus étendue que celle d'une simple entreprise industrielle, et si la juste faveur dont il entoure le projet lui donne, comme nous le croyons, le droit d'intervenir dans l'intérêt de la santé publique, il jugera, sans doute, convenable de faire faire, sur ce sujet, des études spéciales, et d'imposer à la compagnie toutes les obligations qui pourraient en découler. On ne saurait trop appeler son attention sur la nécessité d'établir, avant tout, la certitude de résultats satisfaisants, et de pourvoir, par toutes les voies qui sont à sa disposition, aux moyens de les obtenir.

La mise à découvert du fond vaseux du lac sera la période véritablement périlleuse de ces travaux. Nul doute qu'elle ne donne lieu à des affections miasmatiques plus ou moins graves chez les ouvriers et les riverains. L'expérience ayant démontré, dans plusieurs circonstances, que l'écoulement subit des eaux d'un lac ou d'un vaste étang, était *toujours* suivi de maladies redoutables. Cette cause grave par elle-même peut être malheureusement fortifiée par des circonstances météorologiques défavorables. La prudence voudrait que cette dérivation fût effectuée de bonne heure au printemps, et probablement partagée en deux années, pour ne pas être continuée pendant les chaleurs de l'été.

La formation du canal de la rive occidentale sera évidemment une cause nouvelle d'émanations redoutables, à cause des vases qu'il faudra remuer. Tout projet qui transporterait les travaux sur un terrain plus solide, serait bien plus avantageux à la santé publique.

Voir pièces justificatives ci-après.

TABLEAU

Indiquant l'augmentation progressive de la population.

	En France.		Dans le département.		Dans l'arrondissement de Nantes.		Dans l'arrondissement de Paimbœuf.	
De 1821 à 1826	30,461,875 31,858,957	1/21	433,815 457,090	1/18	187,435 197,665	1/13	39,394 41,800	1/26
De 1826 à 1831	31,858,957 32,569,223	1/44	457,090 470,093	1/35	197,665 205,627	1/24	41,800 42,129	1/127
De 1831 à 1836	32,569,223 33,540,910	1/33	470,093 470,768	1/696	205,627 205,892	1/779	42,129 42,580	1/93
De 1821 à 1836	30,461,875 33,540,910	1/9	433,815 470,768	1/12	187,435 205,892	1/10	39,394 42,580	1/12

Nous espérions opposer au tableau qui précède celui de l'augmentation de la population dans les communes qui bordent le lac et qui appartiennent, en partie, à l'arrondissement de Paimbœuf, en partie à celui de Nantes; mais l'absence de renseignements précis avant le recensement de 1836, nous a empêché de le faire.

TABLEAU

Indiquant le rapport des décès à la population, de 1821 *à* 1826.

	En France.		Dans le Département.		Dans l'arrondissement de Nantes.		Dans l'arrondissement de Paimbœuf.	
1821....	30,461,875 741,302	1/41	433,815 9,478	1/45	187,435		39,394 1,033	1/38
1826....	31,858,957 837,610	1/38	457,090 12,167	1/37	197,665		41,800 1,065	1/39
1831....	32,569,223 800,430	1/40	470,093 11,999	1/39	205,627 5,271	1/39	42,129 1,104	1/38
1836....	33,540,910 816,413	1/41	470,768 9,987	1/47	205,892 4,902	1/42	42,880 763	1/55

TABLEAUX

Indiquant le rapport des décès à la population, dans 44 communes du département. (*)

Arrondissement de Savenay.

	Savenay.	Cambon.	Donges.	Bouvron	La Chapelle.	Malville.
1825........	1874 / 38 — 1/49	4165 / 92 — 1/45	2507 / 31 — 1/80	2393 / 36 — 1/66	1490 / 21 — 1/70	1166 / 26 — 1/44
1826........	1874 / 45 — 1/41	4165 / 97 — 1/42	2507 / 35 — 1/71	2393 / 47 — 1/50	1490 / 31 — 1/48	1166 / 32 — 1/36
1827........	1874 / 48 — 1/34	4165 / 129 — 1/32	2507 / 50 — 1/50	2393 / 49 — 1/48	1490 / 28 — 1/53	1166 / 28 — 1/41

	Prinquiau	Besné.	Bouée.	Lavau.	Quilly.	Blain.	Saint-Nazaire.
1825.	1030 / 23 — 1/44	1018 / 21 — 1/48	900 / 10 — 1/90	800 / 9 — 1/88	519 / 7 — 1/74		
1826.	1030 / 17 — 1/60	1118 / 22 — 1/48	900 / 12 — 1/75	800 / 12 — 1/66	519 / 11 — 1/47		
1827.	1030 / 24 — 1/42	1018 / 27 — 1/37	900 / 17 — 1/52	800 / 16 — 1/50	519 / 29 — 1/17	4500 / 93 — 1/44	
1828.	......	......	......	......	......	......	3700 / 72 — 1/51

(*) Extrait de plusieurs publications, et notamment des procès-verbaux du Conseil de Salubrité.

Arrondissement d'Ancenis.

	Varades.	Ancenis.	St-Géréon.	Oudon.
1826.............	3745 / 70 } 1/53			
1827.............	3745 / 62 } 1/62			
1828.............	....	4000 / 106 } 1/37	....	1841 / 60 } 1/30
1829.............	....	4000 / 90 } 1/47	860 / 28 } 1/30	1841 / 45 } 1/40

Arrondissement de Nantes.

	Clisson.	St Lumine de Coutais	Gétigné.	Monnières	Gorges.	Boussay	St-Hilaire-des-Bois.
1826.	2001 / 68 } 1/29	1300 / 44 } 1/29	1900 / 53 } 1/35	1500 / 25 } 1/60	1700 / 41 } 1/41	1800 / 33 } 1/54	1140 / 20 } 1/57
1827.	2001 / 58 } 1/34	1300 / 37 } 1/34	1900 / 39 } 1/48	1500 / 26 } 1/57	1700 / 45 } 1/37	1800 / 55 } 1/32	1140 / 43 } 1/26
1828.	2001 / 64 } 1/31	1300 / 52 } 1/28	1900 / 55 } 1/34	1500 / 23 } 1/65	1700 / 44 } 1/38	1800 / 56 } 1/32	1140 / 27 } 1/42
1829.	2001 / 64 } 1/31	1300 / 33 } 1/39	1900 / 48 } 1/39	1500 / 21 } 1/71	1700 / 34 } 1/50	1800 / 53 } 1/33	1140 / 28 } 1/40

	Machecoul.	Paulx.	St-Etienne.	la Marne	St-Même	St-Mars.
1828........	3333 / 125 — 1/26	1675 / 59 — 1/28	1045 / 23 — 1/45	752 / 17 — 1/44	759 / 24 — 1/31	1512 / 30 — 1/50

	La Limouzinière.	Saint-Colombin.
1829......	1100 / 39 — 1/28	2000 / 30 — 1/66

Deux communes voisines l'une de l'autre et placées au Sud du canton de Saint-Philbert, mais qui sont signalées par M. Drouet, médecin, comme très-différentes au point de vue de la salubrité, Saint-Colombin l'emporte, comme on voit, beaucoup, sous ce rapport, sur la Limouzinière.

	Saint-Philbert.	Saint-Lumine-de-Coutais.	La Chevrolière.
1828......	3500 / 102 — 1/34	1100 / 53 — 1/20	1500 / 66 — 1/22

Année d'épidémie pendant laquelle les fièvres intermittentes ont sévi dans tout le département et dans la ville de Nantes. Cette mortalité serait encore plus forte si, comme on peut le croire, le chiffre de la population est trop élevé.

	Saint-Philbert.		Saint-Lumine-de-Coutais.		La Chevrolière.	
Pendant les 10 années qui ont précédé 1828.. (Drouet.)	3500 728	1/48	1100 259	1/42	1500 334	1/43

Ce résultat, bien supérieur au précédent, est rendu pleinement démonstratif par celui qui ressort des chiffres fournis par M. de Granville, que nous donnons ci-après. Cependant, le chiffre de la population paraît exagéré; la véritable proportion de mortalité serait donc encore plus forte.

	Saint-Philbert.		Saint-Lumine-de-Coutais.		La Chevrolière.	
Pendant les 7 années qui ont précédé 1828.. (De Granville)	3500 545	1/44	1100 175	1/44	1500 238	1/44

La même remarque subsiste ici relativement au chiffre de la population. M. Drouet convient, dans une lettre du 7 novembre, qu'il a été établi sur des données qu'il a tout lieu de croire erronées. Cela est d'autant plus probable que le recensement de 1836 porte la population à 3,390, celui de 1841 à 3,293 seulement.

Arrondissement de Châteaubriant.

	Moisdon.		Auverné.		Meilleraye.		Issé.		Louisfert.	
1828..	2400 40	1/60	1400 26	1/53	930 15	1/62	1100 20	1/55	700 12	1/58

Arrondissement de Paimbœuf.

CANTON DE BOURGNEUF.

	Bourgneuf.	Saint-Hilaire-de-Chaléons.	Les Moutiers.	Chéméré.	Fresnay.
1824..	2500 89 } 1,29				
1825..	2500 104 } 1/25				
1826..	2500 123 } 1/21				
1827..	2500 123 } 1/20	1500 30 } 1/50	1700 33 } 1/52	977 23 } 1/42	840 36 } 1/23
1828..	2500 131 } 1/19	1500 27 } 1/55	1700 35 } 1/49	977 23 } 1/42	840 33 } 1/25

Il résulte des tableaux qui précèdent que la proportion des morts, qui est de 1 sur 40 pour toute la France, est un peu moins forte, 1 sur 42, pour le département; qu'elle ne paraît pas changer dans l'arrondissement de Nantes; mais que, dans celui de Paimbœuf, elle est un peu inférieure;

Que treize communes rurales de l'arrondissement de Savenay se maintiennent, en général, au-dessus du chiffre de 1 sur 40, et présentent souvent une mortalité de 1 sur 60 et même encore au-delà;

Que cinq communes de l'arrondissement de Châteaubriant paraissent soumises à cette loi ;

Que, dans l'arrondissement d'Ancenis, trois communes se maintiennent au chiffre général, tandis que celle de Varades ne donne qu'un mort sur 50 et 60 ;

Que, dans l'arrondissement de Nantes, le canton de Clisson présente un phénomène analogue en faveur de la commune de Monnières ;

Que le canton de Bourgneuf se divise, sous ce rapport, en deux parties essentiellement distinctes : l'une, dont la mortalité est au-dessous de 1 sur 25, et l'autre où elle au-dessus de 1 sur 40 ;

Que le canton de Machecoul est à peu près dans le même cas ;

Que, dans trois communes du canton de Saint-Philbert, la mortalité paraît être de 1 sur 44.

On peut se défier de ceux de ces résultats qui ne portent que sur une année, à cause des épidémies qui surviennent accidentellement dans nos campagnes. Mais les résultats fournis par 32 communes, portant sur deux ou trois années au moins, peuvent être regardés comme probants.

On peut faire trois classes de ces diverses localités :

1° Celles qui sont décidément insalubres et dans lesquelles la mortalité est de plus de 1 sur 25 ;

2° Celles qui sont assez peu favorisées, de ce côté, pour donner 1 mort sur 40 habitants, comme les villes ;

3° Celles qui ne donnent qu'un mort sur 50, 60, 70, 80, 90 habitants, et qui peuvent être regardées comme le type des campagnes salubres.

Il est cependant utile de rappeler ici que le chiffre de la mortalité n'indique pas seulement le degré de salubrité du pays, mais encore l'aisance et le degré de perfection des habitudes hygiéniques.

Mortalité des enfants.

Les procès-verbaux du Conseil de Salubrité nous ont fourni quelques données à cet égard.

A Varades (1826), sur 70 décès, 24 ont eu lieu avant 7 ans, dont 14 dans la vallée.

En 1827, dans la même commune, sur 62 décès, il y en a eu 19 au-dessous de 15 ans.

En 1828, à Ancenis, sur 106 décès, il y en a eu 44 au-dessous de 18 ans.

En 1828, à Oudon, sur 60 décès, il y en a eu 13 au-dessous de 20 ans.

A Nantes :

En 1827, sur 2,491 décès, on compte 773 enfants au-dessous de 16 ans.

En 1828, sur 2,455 décès, on compte 748 enfants au-dessous de 16 ans.

En 1829, sur 2,533 décès, on compte 853 enfants au-dessous de 16 ans.

Dans le premier cas, c'est..... 1 sur 3.209 morts.

Dans le second.............. 1 sur 3.282

Et dans le troisième.......... 1 sur 2.969

Tableau de la mortalité, par année, pendant une période de dix ans, de 1821 à 1830.

Années.	Brains.	Bouaye.	St-Aignan.	La Chevrolière.	St Philbert	St-Lumine	St-Mars.	Prt-St-Père	St-Leger.	Total.	Rapport avec la population.
1821.	21	37	49	41	102	34	36	53	11	384	1/35
1822.	10*	24	23	39	74	26	17*	38	18	269	1/50
1823.	23	26	24	28	48*	24	22	35	14	244	1/55
1824.	20	22*	24	34	88	19*	25	21*	7	260	1/50
1825.	28	37	38	39	66	31	42	38	11	330	1/41
1826.	15	30	28	25*	82	22	20	22	14	258	1/52
1827.	19	26	25	32	85	24	30	40	9	290	1/47
1828.	28	41	33	66	102	52	34	53	12	421	1/32
1829.	27	24	29	50	77	32	58	37	14	348	1/39
1830.	19	31	15*	30	52	34	32	25	5*	*243	1/55
	[illegible]	[illegible]	[illegible]	[illegible]	[illegible]	[illegible]	316	362	115	3047	1/44

OBSERVATIONS.

On voit que pour toutes les communes prises ensemble, la mortalité varie entre 243 et 421. Ce dernier chiffre ou maximum, qui s'éloigne beaucoup des autres, a été observé en 1828, année qui vit régner une épidémie de fièvres intermittentes. Ce chiffre est tellement exceptionnel, qu'il ne s'est pas reproduit une seule fois pendant 20 ans.

Six fois sur dix, la mortalité a été, pour les 9 années autres que 1828, au-dessous de 300. Le terme moyen serait de 292. En y comprenant 1828, il serait de 304.

L'étude des époques qui ont vu régner la plus grande ou la plus faible mortalité, conduit seulement à bien faire constater la généralité de l'épidémie de 1828. S'il existe pour toutes ces communes une influence constante de maladie, son action ne se manifeste pas d'une manière tranchée.

La moyenne, pour ces dix annés, est de 1 sur 44 habitants.

TABLEAU DE LA MORTALITÉ,

Par année, pendant une période de 10 ans, de 1831 à 1840.

Années.	Brains.	Bouaye.	Saint-Aignan.	La Chevrolière.	Saint-Philbert	Saint-Lumine.	Saint-Mars.	Port-Saint-Père.	Saint-Leger.	Total.	Rapport avec la population.
1831...	30	23	44—	48	91	25	32	29	11	333	1/41
1832...	39—	43—	32	44	64	22	39—	47—	13—	343	1/40
1833...	23	21	31	57—	72	24	20	39	11	298	1/46
1834...	26	45	41	50	97—	30—	29	40	11	369—	1/37
1835...	21	14*	16*	29	76	24	27	29	5	241	1/57
1836...	21	21	28	24*	61	17*	24	20*	4*	220*	1/62
1837...	21	14*	34	53	60	28	26	33	8	277	1/49
1838...	18	23	31	34	65	19	19*	25	7	241	1/57
1839...	18	23	19	30	75	23	21	27	7	243	1/57
1840...	17*	19	22	45	59*	17*	30	35	17	261	1/52
TOTAL..	234	246	298	414	720	229	267	324	94	2826	1/48

* Indique le minimum de la mortalité pendant dix ans.

— Indique le maximum de la mortalité pendant dix ans.

OBSERVATIONS.

Dans cette seconde série, la mortalité a varié entre 369 et 220. Sept fois sur dix le chiffre de la mortalité a été au-dessous de 300. La moyenne, pour ces dix années, est de 282. Elle est, par conséquent, un peu plus faible que celle de la série précédente, et la moyenne est de 1/48 au lieu de 1/44. Pour la série totale de 20 ans, la mortalité serait donc de 1/46.

TABLEAU

Indiquant le rapport des décès de la population, dans deux séries successives de dix ans, et dans la série de 20 ans.

	Brains.	Bouaye.	Saint-Aignan.	La Chevrolière.	Saint-Philbert.	Saint-Lumine.	Saint-Mars.	Port-Saint-Père.	Saint-Leger.
Série de 10 ans — de 1821 à 1830	1028 pop^{on}.	1292	1224	1664	3390	1177	1425	1876	576
	210 morts.	298	288	384	776	298	316	362	115
	1/49	1/43	1/42	1/43	1/43	1/39	1/45	1/51	1/50
Série de 10 ans — de 1831 à 1840	1060 pop^{on}.	1298	1249	1764	3293	1170	1413	1900	668
	234 morts.	246	298	414	720	229	267	324	94
	1/45	1/52	1/42	1/42	1/45	1/51	1/52	1/58	1/71
Série de 20 ans — de 1821 à 1840	1044 pop^{on}.	1295	1237	1714	3342	1173	1419	1888	1244
	444 morts.	544	586	798	1496	527	583	686	209
	1/47	1/47	1/42	1/43	1/44,6	1/44	1/48	1/55	1/59

OBSERVATIONS.

Le véritable chiffre de la population est très-difficile à fixer pour les communes rurales. Avant le recensement de 1836, toutes les données n'étaient qu'approximatives. C'est ce qui nous a fait adopter ce dernier comme caractérisant la première série de 1821 à 1830. On conçoit que cette manière d'agir constitue une grande garantie en faveur de nos calculs. Pour la seconde serie, nous avons adopté le recensement de 1841, ce qui peut donner lieu à une observation analogue. Pour la série de 20 ans, nous avons pris une moyenne.

Ordre suivant lequel doivent être rangées les neuf communes, d'après leur mortalité.

PREMIÈRE SÉRIE DE 10 ANS.	SECONDE SÉRIE DE 10 ANS.	SÉRIE TOTALE DE 20 ANS.
Saint-Lumine.	Saint-Aignan.	Saint-Aignan.
Saint-Aignan.	La Chevrolière.	La Chevrolière.
Bouaye.	Brains.	Saint-Philbert.
La Chevrolière.	Saint-Philbert.	Saint-Lumine.
Saint-Philbert.	Saint-Lumine.	Brains.
Saint-Mars.	Saint-Mars.	Bouaye.
Brains.	Bouaye.	Saint-Mars.
Saint-Leger.	Port-Saint-Père.	Port-Saint-Père.
Port-Saint-Père.	Saint-Leger.	Saint-Leger.

Port-Saint-Père et Saint-Leger sont donc au premier rang pour la salubrité. Saint-Aignan et la Chevrolière au dernier.

TABLEAU

Indiquant la mortalité des adultes et des enfants au-dessous de 16 ans, par année, pendant une période de 10 ans (1re série).

	Brains.		Bouaye.		St-Aignan		La Chevrolière.		St-Philbert		St-Lumine		St-Mars.		Port-Saint-Père		St-Leger.	
	Enf.	Adu.	Enf.	Adu.	Enf.	Adu.	Enf.	Adu.	Enf.	Adu.	Enf.	Adu.	Enf.	Adu.	Enf.	Adu.	Enf.	Adu.
1821	10	11	15	22	32*	17	17	24	49	53	17*	17	16	20	29*	24	3	8
1822	5*	5	9	15	6	17	16	23	33	41	8	18	4	13	17	21	4	14
1823	10	13	10	16	4	20	7	21	12	36	8	16	4	18	12	23	5	9
1824	13*	7	9	13	11	13	15	19	21	67	3	16	9	16	6	15	4*	3
1825	17*	11	22*	15	17	21	20*	19	19	47	12	19	24*	18	20*	18	6*	5
1826	7	8	15*	15	3	25	10	15	40	42	8	14	2	18	7	15	1	13
1827	10*	9	15*	11	4	21	9	23	35	50	6	18	10	20	12	28	1	8
1828	13	15	15	26	18*	15	34*	32	50	52	11	41	13	21	23	30	8*	4
1829	6	21	10	14	7	22	21	29	32	45	10	22	20	38	14	23	6	8
1830	3	16	7	24	0	15	14	16	15	37	7	27	10	22	6	19	1	4
	94	116	127	171	102	186	163	221	306	470	90	208	112	204	146	216	39	76

OBSERVATIONS.

Partant de ce principe, que la mortalité des enfants devait être au plus le tiers de la mortalité totale, nous avons souligné tous les résultats dans lesquels cette mortalité s'est trouvée plus considérable. Quand elle est devenue égale à celle des adultes, nous avons indiqué par un astérisque.

En étudiant le tableau à ce point de vue, on voit que, pendant dix ans et dans 9 communes, c'est-à-dire dans 90 circonstances, la mortalité a atteint ou dépassé 18 fois la moitié de la mortalité générale ; que, 36 fois, elle a été supérieure au tiers de cette mortalité, et qu'elle n'a, par conséquent, été au-dessous que 36 fois. Quant au résultat général pour chaque commune et pour 10 ans, on voit que la mortalité des enfants a toujours été de plus du tiers de la mortalité générale, sans arriver jamais à moitié. Voici, du reste, la proportion de chaque commune :

Brains	94	210	2,234
Bouaye	127	298	2,346
Saint-Aignan	102	288	2,823
La Chevrolière	163	384	2,355
Saint-Philbert	306	776	2,535
Saint-Lumine	90	298	3,311
Saint-Mars	112	316	2,821
Port-Saint-Père	146	362	2,479
Saint-Leger	39	115	2,973
TOTAL	1,179	3,407	2,872

Eu égard à la mortalité des enfants et pour cette série, les communes devraient donc être classées dans l'ordre suivant :

Brains.	Port-Saint-Père.	Saint-Mars.
Bouaye.	Saint-Philbert.	Saint-Leger.
La Chevrolière.	Saint-Aignan.	Saint-Lumine.

La position du Port-Saint-Père est peut-être ici un fait exceptionnel. Il occupe, en effet, dans la seconde période, une position bien plus avantageuse.

TABLEAU

Indiquant la mortalité des adultes et des enfants au-dessous de 16 ans, par année, pendant une période de 10 ans (2e série).

	Brains.		Bouaye.		St-Aignan		La Chevrolière.		St-Philbert		St-Lumine		St-Mars.		Port-Saint-Père		St-Leger.	
	Enf.	Adu.	Enf.	Adu.	Enf.	Adu.	Enf.	Adu.	Enf.	Adu.	Enf.	Adu.	Enf.	Adu.	Enf.	Adu.	Enf.	Adu.
1831	6	24	7	16	13	31	25*	23	33	58	5	20	9	23	10	19	1	10
1832	25*	14	20	23	13	19	28*	16	17	47	8	14	17	22	14	33	5	8
1833	10	13	5	16	15	16	32*	25	25	47	2	22	11*	9	6	33	2	9
1834	10	16	18	27	15	26	21	29	29	68	11	19	7	22	10	30	1	10
1835	7	14	5	9	3	13	11	18	22	54	5	19	10	17	11	18	0	5
1836	8	13	10	11	14*	14	5	19	23	38	4	13	5	19	3	17	0	4
1837	10	11	3	11	16	18	22	31	19	41	4	24	13*	13	12	21	0	8
1838	3	15	6	17	13	18	14	20	20	45	3	16	6	13	3	22	0	7
1839	9*	9	7	16	2	17	14	16	23	52	6	17	8	13	8	19	1	6
1840	6	11	5	14	5	17	15	30	12	47	4	13	12	18	9	26	5	12
	94	140	86	160	109	189	187	227	223	497	52	177	98	169	86	238	15	79

OBSERVATIONS.

Dans cette seconde série de dix années et dans les 9 communes, ou dans 90 circonstances, la mortalité des enfants au-dessous de 16 ans a atteint ou dépassé 8 fois la moitié de la mortalité générale. De plus, dans 32 cas, elle a été de plus du tiers de cette mortalité totale. Enfin, elle s'est trouvée 50 fois au-dessous de ce tiers.

Cette seconde série est donc beaucoup plus favorable que la première sous ce rapport. Aussi le résultat général de chaque commune, pour dix ans, présente souvent, pour le chiffre de la mortalité des enfants, un nombre inférieur au tiers de la mortalité générale.

Voici la proportion pour chaque commune :

Brains.............	94	234	2,489
Bouaye.............	86	246	2,626
Saint-Aignan.......	109	298	2,825
La Chevrolière.....	187	414	2,213
Saint-Philbert......	223	720	3,228
Saint-Lumine.......	52	229	4,403
Saint-Mars..........	98	267	2,724
Port-Saint-Père.....	86	324	3,767
Saint-Leger.........	15	94	6,266

Les communes devraient donc être classées dans l'ordre suivant :

La Chevrolière.	Saint-Mars.	Port-Saint-Père.
Brains.	Saint-Aignan.	Saint-Lumine.
Bouaye.	Saint-Philbert.	Saint-Leger.

Ainsi, Saint-Lumine et Saint-Leger sont toujours plus favorisées; Brains, Bouaye et la Chevrolière, plus maltraitées.

TABLEAU

Indiquant la mortalité par mois, pendant les deux séries de 10 ans, de 1821 *à* 1840. — Première série. — 1821 *à* 1830.

	JANV.	FÉVR.	MARS.	AVRIL.	MAI.	JUIN.	JUILL.	AOUT.	SEPTE.	OCTO.	NOVE.	DÉCE.	TOTAL.
Brains.......	25*	14	7	15	16	19	19	20	18	23	13	21	210
Bouaye......	41*	27	24	22	19	17	21	22	29	31	27	18	298
Saint-Aignan.	30	31	21	13	19	17	19	20	39*	27	16	36	288
LaChevrolière	28	32	26	30	33	22	29	47*	31	39	34	33	384
Saint-Philbert	84	55	62	46	60	52	45	62	87*	80	77	66	776
Saint-Lumine.	29	28	27	30	22	17	16	23	28	30*	24	22	298
Saint-Mars...	28	32	31	26	14	24	19	26	39*	28	24	25	316
Port-St-Père.	31	24	26	30	22	31	25	36	37*	32	32	36	362
Saint-Leger..	13	8	8	7	4	7	14	9	17*	9	10	9	115
TOTAL....	309	251	232	219	209	206	207	265	324*	299	257	266	3,047

OBSERVATIONS.

Pour cette première série, le minimum (—) de la mortalité se trouve en mars, pour la commune de Brains ; en juin, pour celles de Bouaye, Saint-Aignan, la Chevrolière ; en mai, pour Saint-Mars, le Port-Saint-Père et Saint-Leger ; en juillet, pour Saint-Philbert et Saint-Lumine.

Pour toutes les communes, le minimum se trouve en juin.

Le maximum (*) se trouve en janvier, pour Brains et Bouaye ; en août, pour la Chevrolière ; en septembre, pour Saint-Aignan, Saint-Philbert, Saint-Mars, Port-Saint-Père et Saint-Leger ; en octobre, pour Saint-Lumine.

Le maximum général est en septembre ; après ce mois, c'est celui de janvier, qui est le plus chargé.

Ce tableau met en évidence, par la position relative des minima et des maxima, l'influence marécageuse qui pèse sur le pays,

Deuxième série de dix ans, de 1831 *à* 1840.

	JANV.	FÉVR.	MARS.	AVRIL.	MAI.	JUIN.	JUILL.	AOUT.	SEPTE.	OCTO.	NOVE.	DÉCE.	TOTAL
Brains.......	33*	12	26	28	8	9	11	19	16	22	31	19	234
Bouaye......	18	16	23	21	19	10	12	16	31	37*	15	28	240
Saint-Aignan.	31	22	30	24	16	14	18	25	30	26	33*	29	298
LaChevrolière	57*	40	42	31	26	25	13	27	38	29	35	51	414
Saint-Philbert	78*	51	57	66	62	50	53	50	54	68	56	75	720
Saint-Lumine.	16	18	19	29*	19	20	12	23	19	15	19	20	229
Saint-Mars...	21	21	21	19	16	22	21	16	23	27	28	32*	267
Port-St-Père.	32	23	39*	20	27	25	23	23	23	23	32	34	324
Saint-Leger..	10	8	8	6	7	3	3	12*	9	11	9	8	94
TOTAL....	296*	211	265	244	200	178	166	211	243	258	258	296*	2,826

OBSERVATIONS.

Pour cette seconde série, le minimum de la mortalité se trouve en avril, pour le Port-Saint-Père; en mai, pour Brains et St-Mars; en juin, pour Bouaye, St-Aignan, St-Philbert et St-Leger; en juillet, pour la Chevrolière, St-Lumine et St-Leger; en août, pour St-Philbert et St-Mars. Il y a ceci de remarquable, que St-Philbert, St-Mars et St-Leger, ont chacun un double minimum. Pour toutes les communes, le minimum se trouve en juillet. Cette amélioration, dans l'époque où se trouve le minimum de mortalité, coïncide d'ailleurs avec une mortalité moindre, ainsi qu'il est établi dans les tableaux précédents, d'où il suit que quand la mortalité devient plus forte, elle porte surtout sur le trimestre d'été.

Le maximum est en janvier, pour Brains, la Chevrolière et St-Philbert; en mars, pour Port-Saint-Père; en avril, pour St-Lumine; en août, pour St-Leger; en octobre, pour Bouaye; en novembre, pour St-Aignan; et en décembre, pour St-Mars.

Le maximum général est en décembre et janvier.

Cette période présente un caractère bien différent de celui de la précédente. La position du maximum n'est plus celle des pays marécageux.

Tableau indiquant la mortalité par mois, pendant les deux séries réunies (de 1821 à 1840).

	JANVIER.	FÉVRIER.	MARS.	AVRIL.	MAI.	JUIN.	JUILLET.	AOUT.	SEPTEMB.	OCTOBRE.	NOVEMBRE	DÉCEMBRE	TOTAL.
Brains.......	58*	26	33	43	24	28	30	39	34	45	44	40	444
Bouaye......	59	43	47	43	38	27	33	38	60	68*	42	46	544
Saint-Aignan.	61	53	51	37	35	31	37	45	69*	53	49	65	586
La Chevrolière	85*	72	68	61	59	47	42	74	69	68	69	84	798
Saint-Philbert	162*	106	119	112	122	102	98	112	141	148	133	141	1,496
Saint-Lumine.	45	46	46	59*	41	37	28	46	47	45	43	42	527
Saint-Mars. . .	49	53	52	45	30	46	40	42	62*	55	52	57	583
Port-St-Père.	63	47	65	50	49	56	48	59	60	55	64	70*	686
Saint-Leger. .	23	16	16	13	11	10	17	21	26*	20	19	17	209
TOTAL....	605*	462	497	463	409	384	373	476	568	557	515	562	5,873

OBSERVATIONS.

Pour la série de 20 ans, le minimum de la mortalité se trouve, en mai, pour les communes de Brains et de Saint-Mars; en juin, pour Bouaye, Saint-Aignan et Saint-Leger; en juillet, pour la Chevrolière, Saint-Philbert, Saint-Lumine et le Port-Saint-Père. Pour toutes les communes, la mortalité présente son minimum en juillet.

Le maximum est en janvier pour Brains, la Chevrolière et Saint-Philbert; en avril, pour Saint-Lumine; en septembre, pour Saint-Aignan, Saint-Mars, Saint-Leger; en octobre, pour Bouaye; en décembre, pour Port-Saint-Père. Le maximum général est en janvier; mais, après ce mois, c'est celui de septembre qui est le plus chargé.

Si l'on groupe les résultats généraux en quatre séries correspondantes aux quatre saisons de l'année, on obtient les résultats suivants :

HIVER.		AUTOMNE.	
Novembre..........	515	Août.............	476
Décembre..........	562	Septembre........	568
Janvier...........	605	Octobre..........	557
	1,682		1,601

PRINTEMPS.		ÉTÉ.	
Février...........	462	Mai..............	409
Mars..............	497	Juin.............	384
Avril.............	463	Juillet..........	373
	1,422		1,166

TABLEAU

Indiquant la mortalité, par périodes de deux mois, pendant vingt ans.

	JANV., FÉV.	MARS, AVRIL.	MAI, JUIN.	JUILL., AOUT.	SEPT., OCTOB.	NOV., DÉC.	TOTAL.
Brains.......	84	76	52	69	79	84	444
Bouaye......	102	90	65	71	128	88	544
Saint-Aignan.	114	88	66	82	122	114	586
La Chevrolière	157	129	106	116	137	153	798
Saint-Philbert.	268	231	224	210	289	274	1,496
Saint-Lumine.	91	105	78	74	92	85	527
Saint-Mars...	102	97	76	82	117	109	583
Port-St-Père..	110	115	105	107	115	134	686
Saint-Leger..	39	29	21	38	46	36	209
TOTAL...	1,067	960	793	849	1,125	1,077	5,873

OBSERVATIONS.

Pour la période de 20 ans, le minimum (—) de mortalité se trouve dans le bimestre de mai et juin, pour les communes de Brains, Bouaye, Saint-Aignan, la Chevrolière, Saint-Mars, Port-Saint-Père, Saint-Leger. Ce minimum se trouve en août, pour les communes de Saint-Philbert et Saint-Lumine. Pour toutes les communes, le minimum de mortalité est en mai et juin.

TABLEAU

Indiquant la mortalité, par périodes de trois mois, pendant vingt ans.

	JAN., FÉV., MARS.	AVRIL, MAI, JUIN.	JUIL., AOUT, SEP.	OCT., NOV., DÉC.	TOTAL.
Brains.......	117	95	103	129	444
Bouaye.......	149	108	131	156	544
Saint-Aignan..	165	103	151	167	586
La Chevrolière.	225	167	185	221	798
Saint-Philbert..	387	336	351	422	1,496
Saint-Lumine..	137	137	121	130	527
Saint-Mars....	154	121	144	164	583
Port-Saint-Père	175	155	167	189	686
Saint-Leger....	55	34	64	56	209
TOTAL...	1,564	1,256	1,417	1,634	5,873

OBSERVATIONS.

Pour la période de 20 ans, le minimum (—) de la mortalité se trouve dans le trimestre d'avril, mai et juin, pour toutes les communes, à l'exception de celle de Saint-Lumine.

TABLEAU

Indiquant la mortalité, par périodes de quatre mois, pendant vingt ans.

	MARS, AVRIL, MAI, JUIN.	JUILLET, AOUT, SEPTEM., OCTOB.	NOVEM., DÉCEM., JANVIER, FÉVR.	TOTAL.
Brains........	128	148	168	444
Bouaye.......	155	199	190	544
Saint-Aignan...	154	204	228	586
La Chevrolière.	235	253	310	798
Saint-Philbert..	455	499	542	1,496
Saint-Lumine..	183	116	176	527
Saint-Mars.....	173	199	211	583
Port-Saint-Père.	220	222	244	686
Saint-Leger...	50	84	75	209
TOTAL....	1,753	1,974	2,144	5,873

OBSERVATIONS.

Pour la période de 20 ans, le minimum (—) de la mortalité se trouve dans le quadrimestre de mars, avril, mai, juin. La commune de Saint-Lumine seule encore présente son minimum dans la période de juillet, août, septembre et octobre. Et si l'on se rappelle d'autre part que le chiffre de mortalité de Saint-Lumine est sensiblement le même que celui de Saint-Philbert et de la Chevrolière ; que, relativement à la mortalité des enfants, Saint-Lumine a toujours été la commune la plus favorisée, on en conclura que cette diminution de mortalité pendant les mois d'été et d'automne porte spécialement sur les enfants. Il y a donc proportionnellement plus de décès dans l'âge adulte et la vieillesse, ce qui dépendrait peut-être de la situation élevée de cette commune, qui l'expose à l'action des vents humides et froids pendant la saison rigoureuse.

TABLEAU

Indiquant la répartition de la mortalité dans la commune de Saint-Philbert. (Les localités de la première série bordent le lac; celles de la seconde forment une zone plus éloignée.)

VILLAGES OU MÉTAIRIES.	ADULTES.	ENFANTS.	TOTAL.	POPULATon	VILLAGES OU MÉTAIRIES.	ADULTES.	ENFANTS.	TOTAL.	POPULATon
Le Breil......	10	13	23	56	Saint-Bémi....	4	2	6	13
Goulandrie....	3	2	5	13	Guittière......	25	4	29	69
Grand Marais..	2	1	3	15	La Batardière..	6	4	10	20
Morissière.....	5	1	6	26	La Bégaudrie..	5	1	6	34
Marais Michaud.	6	5	11	20	La Tournerie..	6	3	9	36
Poterie.......	3	3	6	10	Redons.......	6	7	13	13
Charouillerie..	3	0	3	22	Verger.......	6	3	9	28
Riquelaudrie..	4	0	4	11	Piepain......	11	9	20	50
Gadaisserie....	3	1	4	9	La Grèsle.....	6	2	8	18
L'Ogerie......	4	4	8	7	La Compointrie	24	9	33	68
Petit Fontaine.	11	3	14	14	Le Troissart...	7	3	10	30
Grand Fontaine.	2	1	3	33	Le Plessis.....	28	11	39	66
La Grue......	4	2	6	13	—	—	—	—	—
Guinovre......	7	6	13	27	Soherie.......	50	20	70	158
Prevoté.......	5	0	5	31	Gravouillerie..	14	8	22	56
Simaille......	9	2	11	18	Tamiserie.....	2	2	4	15
Grande Métairie	9	4	13	26	Boisveillière...	10	3	13	21
Sorinerie.....	16	4	20	34	Moillanchère...	10	6	16	38
Monceaux.....	6	4	10	22	Lasalle.......	7	5	12	25
Petite Métairie.	6	3	9	19	Nicolière......	4	3	7	26
Ratonerie.....	2	1	3	14	La Guitardière.	7	2	9	21
Brosse Barjolle.	14	4	18	35	Le Maupas....	7	5	12	36
La Grève.....	19	13	31	47	La Maillère....	11	6	17	52
Les Avenaux..	3	1	4	15	Les Bretaudières	3	0	3	21
Saint-Philbert.	283	155	438	817	Rénion......	7	11	18	32
Vannerie......	18	4	22	77	L'Ouvrardière..	4	1	5	15
Les Jammonres.	3	1	4	25	L'Otry........	3	0	3	17
La Pelletière..	3	0	3	15	Port Bossinot..	10	5	15	41
La Noé......	2	1	3	11	La Garoterie..	11	2	13	30

VILLAGES OU MÉTAIRIES.	ADULTES.	ENFANTS.	TOTAL.	POPULATion	VILLAGES OU MÉTAIRIES.	ADULTES.	ENFANTS.	TOTAL.	POPULATion
L'Hommeau...	24	4	28	25	Les Enfers....	10	3	13	53
Viagne.......	1	0	1	13	Malleville.....	3	0	3	15
La Merlencrie.	1	1	2	25	Moulin Etienne.	10	2	12	30
La Poitrivière..	6	2	8	21	L'Orionière....	5	3	8	30
Brosse Tenaud.	4	8	12	16	La Boussière..	2	1	3	15
La Bartière....	2	5	7	26	L'Aujardière...	6	17	23	52
La Haie Gibaut.	1	1	2	15	La Crispelière.	4	5	19	52
La Revellerie..	9	5	24	58	Les Grolles...	2	2	4	35

OBSERVATIONS.

La première série renferme 42 localités, y compris le bourg. Ces localités renferment 1,912 habitants, dont 1,095 pour la campagne, et 817 pour le bourg de Saint-Philbert. Dans les mêmes localités, on trouve, pendant vingt ans, 895 morts, dont 457 pour la campagne et 438 pour le bourg. Cette 1re série représente la zone qui borde le lac. Le rapport de la mortalité est : pour la campagne, 1/47; pour le bourg, 1/37; pour les deux réunis, 1/42. Sur les 895 morts, il y a 599 adultes et 296 enfants, répartis ainsi : pour le bourg, 283 adultes, 155 enfants ; pour la campagne, 316 adultes, 141 enfants.

La seconde zone renferme 32 localités, qui comptent 1,101 habitants ; on y trouve 408 morts, et le rapport est par conséquent 1/54. Sur ces 408 morts, il y a 271 adultes et 137 enfants.

Il y a eu 26 localités non classées ou qui n'avaient pas de morts, et qui renferment 291 habitants, en regard desquels il faut placer les 193 morts qui n'ont pas été portés au tableau, par suite d'indications incomplètes sur le lieu où elles étaient arrivées. Le nombre 193 se trouve trop fort en prenant pour terme de proportion les rapports indiqués ci-dessus, d'où il suit que la mortalité de la 1re et de la 2e série est probablement un peu faible, et que les rapports indiqués sont plutôt favorables qu'exagérés. La mortalité est donc plus grande auprès du lac qu'au loin.

TABLEAU

Indiquant la mortalité dans les principaux villages rangés d'après leur distance du lac. (Pour 20 ans.)

	Populat^on	Mortalité.	Rapport.
Commune de Bouaye.			
Bouaye........	311	158	1/39
La Crène et le Petit Bois...	58	20	1/58
L'Etier........	153	70	1/53
La Joitrie.....	48	24	1/40
La Garillerie...	27	17	1/31
Le Verger.....	17	16	1/21
Baralais.......	84	19	1/88
Le Four......	99	18	1/110
La Ville en Bois.	31	9	1/68
La Bondière...	89	38	1/46
Boisolive......	28	3	1/186
Bergerie Verte.	13	9	1/28
Lézinière......	36	17	1/42
La Marchandrie.	32	15	1/42
La Tindière....	103	31	1/66
La Hurtautière.	21	8	1/52
Commune de Saint-Aignan.			
Saint-Aignan...	105	75	1/30
Les Jahardières.	7	7	1/20
Poutrigne.....	43	24	1/25
Lande Basse...	13	6	1/43
Launay.......	27	14	1/24
Rebraudière...	101	38	1/53
Poterie........	16	5	1/64
Petites Vignes..	19	4	1/95
Souché........	9	3	1/60
Bichonnerie....	8	8	1/20
Gendronerie...	44	13	1/67
Bretaigne.....	21	9	1/48

	Populat^on	Mortalité.	Rapport.
Les Zagos.....	21	9	1/48
Jaminerie.....	10	13	1/15
Noë Nozou.....	24	6	1/80
Fichonnerie...	19	9	1/42
Le Cormier....	16	4	1/80
La Croix Chotard	31	20	1/20
Les Epinais....	39	33	1/23
La Noue......	40	33	1/23
La Paillerie....	37	22	1/83
Les Ecobus....	47	38	1/24
Fremiou.......	62	30	1/41
Commune de la Chevrolière.			
La Chevrolière.	151	82	1/36
Passay........	406	164	1/49
L'Arsangle.....	29	14	1/40
Le Mortier.....	32	13	1/49
Les Aubrais....	30	12	1/50
La Noë........	23	10	1/46
La Guerche....	25	9	1/55
Les Hesses....	16	5	1/64
L'Angle.......	28	20	1/28
Le Trejet......	121	63	1/38
Michellière.....	30	13	1/46
La Chaussée...	24	13	1/36
La Thibaudière.	21	18	1/60
Girouardière...	18	3	1/120
Le Bateau.....	33	9	1/73
Beau Soleil....	12	3	1/80
La Thuilière...	94	31	1/60
Villegai.......	26	8	1/65
L'Audissière...	26	9	1/57
Freudière.....	34	8	1/85

	Populat^on	Mortalité.	Rapport.
La Grivelière...	20	10	1/40
Le Fablou.....	54	36	1/30
La Guillaudrie..	16	7	1/45
La Buchetière..	20	21	1/19

Commune de Saint-Philbert.

	Populat^on	Mortalité.	Rapport.
Saint-Philbert..	817	438	1/37
Le Breil.......	56	23	1/49
Morissière.....	26	6	1/86
Marais Michaud.	20	11	1/36
Charouillerie...	22	3	1/146
Grand^e Fontaine	33	3	1/220
Guinovre......	27	13	1/41
Prevoté.......	31	5	1/124
Gran^de Métairie.	26	13	1/40
Sorinerie......	34	20	1/34
Monceaux.....	22	10	1/44
Brosse Barjolle.	35	18	1/38
La Grève......	47	31	1/30
Vannerie......	77	22	1/70
Jammonière....	25	4	1/125
Pelletière......	15	3	1/100
Guitière.......	69	29	1/47
Batardière.....	20	10	1/40
Begaudrie.....	34	6	1/113
Tournerie.....	36	9	1/80
Verger........	28	9	1/62
Piepain........	50	20	1/50
Compointrie....	68	33	1/41
Le Troisart....	30	10	1/60
Le Plessis.....	66	39	1/33
Soherie.......	158	70	1/45
Gravouillerie...	56	22	1/50
Boisveillière....	21	13	1/32
Moillanchère...	38	16	1/47
Lassalle.......	25	12	1/41
Nicolière......	26	7	1/74
Maupas........	36	12	1/61
Maillère.......	52	17	1/60
Brétaudières...	21	3	1/140
Reignon.......	32	18	1/35
Port Bossinot...	41	15	1/54
Garoterie......	30	13	1/45
L'Hommeau....	25	28	1/18
Merlenerie.....	25	2	1/250
Bastière.......	26	7	1/74
Revellerie.....	58	24	1/48
Les Enfers.....	53	13	1/81
Moulin Etienne.	30	12	1/50
L'Aujardière...	52	23	1/45
Crispelière.....	52	19	1/54

Commune de Saint-Lumine.

	Populat^on	Mortalité.	Rapport.
Saint-Lumine..	474	214	1/44
La Papinière...	49	21	1/46
Puy Chiffolau...	36	14	1/51
Ebaupin.......	17	6	1/56
Le Cartron....	35	11	1/63
Pas Clavier....	70	26	1/53
Praude........	49	16	1/61
La Favrie.....	29	27	1/21
La Bingaudière.	37	15	1/49
La Mottière....	26	10	1/52
Le Chiron.....	48	15	1/64
La Padiolière...	56	25	1/44
La Brounière...	15	8	1/37
St-Symphorien..	23	4	1/115
Vinette........	16	4	1/80
Grand-Champ..	79	15	1/105
Musaudrie.....	10	6	1/33
La Barre......	17	12	1/48
Tourvillerie....	34	7	1/97

Commune de Saint-Mars.

	Populat^on	Mortalité.	Rapport.
Saint-Mars.....	60	21	1/57
La Gogelière...	23	10	1/46

	Populat^on	Mortalité.	Rapport.		Populat^on	Mortalité.	Rapport.
Haute Cour....	10	9	1/22	Davitière......	13	3	1/86
Les Naux......	21	23	1/18	Les Vergers...	30	8	1/75
L'Effeterie.....	60	34	1/35	Souchaud......	36	14	1/51
Basse Cour.....	18	6	1/60	Renourie.......	28	28	1/20
Mulonnais.....	21	5	1/84	Le Moulin.....	29	11	1/52
Le Claudi......	13	12	1/21	Drouillay......	15	16	1/18
Grand-Lieu....	24	15	1/32	Poterie........	19	25	1/15
Blanchère.....	16	11	1/29	Rafferie.......	38	15	1/50
La Berderie....	82	45	1/36	La Bonnière...	34	16	1/42
La Guilloterie..	23	11	1/41	L'Ogate.......	12	7	1/34
Le Braudais...	59	32	1/36	La Trulière....	35	7	1/100
Les Marzelles..	34	16	1/42	La Trancherie..	12	3	1/80
La Rétarderie..	10	8	1/25	Guinaudrie.....	31	18	1/34
La Guibertière.	42	15	1/56	La Vannerie...	20	9	1/44
Le Recredit....	13	3	1/86	La Haie.......	38	5	1/152
Le Plessis.....	35	19	1/36	La Cour de Forot	32	2	1/320
Garnerie.......	29	4	1/145	L'Aufrenière...	25	11	1/45
Crespelière....	15	2	1/150	Bois Jouan.....	13	3	1/86

Pour toutes ces communes, on observe, en général, que le chiffre de la mortalité diminue à mesure qu'on s'éloigne du lac. Nous aurions désiré pousser plus loin ce genre de recherches, mais nous avons été arrêtés par d'insurmontables difficultés résultant de la différence des dénominations fournies par les relevés du registre civil et la carte de Cassini. Nous avons dû, forcément, borner nos études à celles de ces localités qui se trouvaient à la fois portées sur ces deux sources d'indications.

Topographie des communes.

Brains. — Sol assez élevé. Cependant, la commune possède en communs d'immenses marais qui sont très négligés, dépourvus de rigoles et qui dessèchent très-mal. Aussi, la mortalité y est toujours plus forte que dans les communes de Port-Saint-Père et Saint-Leger, qui paraissent cependant plus exposées aux influences marécageuses. Cette différence est surtout remarquable pour la dernière série de dix années pendant laquelle les deux communes riveraines de l'Achenau ont beaucoup gagné par suite de l'amélioration de leurs marais, tandis que la commune de Brains est demeurée au même taux, faute des mêmes précautions. Il y a cependant, dans cette commune, des cultivateurs riches. Presque tous les villages sont habités par des hommes possédant de l'aisance; mais il y a beaucoup de saleté et d'ivrognerie.

Bouaye. — Sol bas, graveleux sur les bords du lac, boisé dans l'intérieur. Les habitants ont peu d'aisance, la propriété étant très-morcelée. Il y a peu de propreté chez l'homme de travail, qui est souvent porté à l'ivrognerie. Cette commune est soumise à l'influence des miasmes de la rive occidentale du lac, principalement lorsque règne le vent de Sud, qui n'est pas le plus fréquent.

Saint-Aignan. — Pays plat et boisé. La portion qui borde le lac est en partie graveleuse, en partie marécageuse. L'embouchure de l'Ognon et l'anse de la Doucher forment des marais très-malsains. Il y a de l'aisance, le sol est bon. Les propriétés sont très-morcelées. Les habitants ont bien plus de tempérance qu'à Bouaye. Cette commune est cependant une des plus maltraitées, parce que c'est sur elle que sont poussés les miasmes par le vent d'Ouest qui règne habituellement dans le pays, et parce qu'il existe, en outre, des causes locales de même nature, déjà puissantes par elles-mêmes.

La Chevrolière. — Pays très-plat, peu d'aisance, beaucoup de malpropreté. Placé, du reste, dans les mêmes conditions que Saint-Aignan, et présentant la même mortalité pour les mêmes raisons.

Saint-Philbert. — Commune très-étendue et dont le territoire varie beaucoup. La partie Sud est élevée et saine. La partie Nord, qui touche le lac, est divisée en deux par la Boulogne. Sur la rive droite, sol bas, semblable à celui de la Chevrolière. Sur la rive gauche, un sol plus élevé se liant à la commune de Saint-Lumine. Cependant, il existe, aux bords mêmes du lac, beaucoup de prairies marécageuses.

Saint-Lumine. — Territoire très-élevé, à l'exception de celui qui borde le lac. Population arriérée et presque sauvage au milieu d'un pays peu avancé. L'ivrognerie y est habituelle. Depuis les travaux exécutés à l'embouchure du lac, les marais dessèchent bien mieux. Cette commune est placée au vent de ces marais et ne reçoit pas toute leur mauvaise influence. Par contre, sa position très-élevée l'expose, sans défense, à l'action des vents froids et humides pendant l'hiver.

Saint-Mars. — Cette commune présente un mamelon allongé, dirigé parallèlement au rivage du lac, avec un versant de ce côté et un autre sur le Tenu. Il y a, dans cette commune, d'immenses communs marécageux. Il y a plus d'aisance et de sociabilité qu'à Saint-Lumine; plus de tempérance. De plus, une grande partie de la commune est soustraite à l'influence des émanations marécageuses à cause de la direction habituelle des vents. Les améliorations apportées dans le cours du Tenu et dans la navigation de l'Achenau, paraissent avoir influé heureusement sur l'état des marais, et, par suite, sur la salubrité de la commune, comme sur celle de Saint-Lumine, puisque l'on remarque, depuis 10 ans, une assez grande diminution de la mortalité. Il est probable qu'en divisant son territoire comme nous l'avons fait pour la commune de Saint-Philbert, on arriverait au même résultat.

Port-Saint-Père. — Sol élevé très-sain. Il y a beaucoup d'aisance et une grande propreté dans toutes les habitations; mais l'ivrognerie y est fréquente. Cette commune est beaucoup plus avancée que toutes les autres. Le curage de l'Achenau et l'amélioration des marais qui le bordent paraît avoir diminué la mortalité depuis 10 ans. Elle renferme, du reste, beaucoup moins de marais que les communes précédentes, et elle est aussi infiniment plus saine.

Saint-Leger. — Sol élevé, graveleux, très-sain. Il y a beaucoup d'aisance, et, à l'exception de quelques villages où l'ivrognerie a fait des progrès, cette commune est de bon exemple. Elle est, sous le rapport des marais, dans les mêmes conditions que le Port-Saint-Père, et cette condition, réunie aux précédentes, la rendrait plus salubre que toutes les autres. De plus, l'assainissement des marais de l'Achenau lui a été bien profitable ainsi que le prouve le tableau des décès.

Il est peut-être utile de rappeler ici les principales conditions inhérentes aux pays marécageux.

1° Formation de particules délétères qui trouvent un véhicule dans la vapeur aqueuse que fournit la surface des marais en proportion du degré de température.

2° L'air imprégné de ce nouvel agent devient un gaz vénéneux dont l'influence est très-variable, suivant que le poison y est plus ou moins abondant, suivant que les individus sont plus ou moins prédisposés à subir son influence.

3° Le nombre des éléments putrides produits par les marais est proportionnel à celui de la vapeur d'eau émise dans un temps donné, et, par conséquent, en rapport avec l'élévation de la température. Les marais des pays chauds sont aussi redoutables que ceux des climats froids paraissent innocents. Mais le volume des effluves, et, par conséquent, leur concentration, est dans un rapport inverse; de sorte que ce n'est pas au moment où il s'en produit le plus qu'ils sont plus dangereux, parce qu'ils sont alors plus raréfiés. Ainsi, l'odeur des marais, des ruisseaux infects, est nulle pendant le jour au moment de la plus grande chaleur, et devient très-forte vers le soir et pendant la nuit.

4° Pour les pays tempérés, on évalue à 4 ou 500 mètres le degré d'élévation de ces effluves, et à 2 ou 300 mètres leur propagation dans la direction horizontale, abstraction faite de toute influence des vents. Mais, sous l'empire d'une température très-élevée et d'une impulsion continue de la part des vents, ces vapeurs peuvent être transportées à des distances énormes, à moins qu'elles ne soient arrêtées par de grands mouvements de terrain ou d'épaisses forêts. De plus, la décomposition de l'air ou la précipitation des substances qui produisent les maladies, ne commencent peut-être pas aux lieux d'où partent les émanations. Ceci explique pourquoi les habitations placées au même niveau et auprès des eaux stagnantes, n'étaient pas toujours celles qui présentaient le plus de malades, tandis qu'on en rencontrait, en grand nombre, sur des lieux élevés placés à de grandes distances, mais toujours dans la direction du vent qui souffle habituellement dans ces contrées.

5° La libre circulation de l'air favorable à leur transport et à leur dispersion, affaiblit, en général, leur influence fâcheuse. L'obstacle que leur présente une colline, une forêt, a pour effet de les retenir et de les concentrer en même temps qu'elle préserve de leur action les populations situées sur le versant opposé.

6° La chaleur de l'atmosphère, des pluies assez abondantes pour détremper le sol, sans le noyer, favorisent énormément le dégagement de ces effluves.

7° Les vents ont également une influence sur cette production. Le plus favorable est le vent de Sud et de Sud-Ouest, habituellement chaud et humide. Le plus propre à arrêter leur dégagement est celui de Nord et de Nord-Est, en général froid et sec.

8° Les miasmes marécageux affectent l'économie de deux manières différentes. On voit survenir d'abord une modification particulière de l'économie compatible avec l'état de santé. En un mot, une constitution spéciale dont le plus haut degré se traduit par une complète dégradation physique et morale; en second lieu, ce sont des troubles morbides qui varient suivant les conditions de climat et de prédisposition. Ainsi, tantôt des pyrexies chroniques, des obstructions, des hydropisies; tantôt des fièvres d'accès dont la violence est quelquefois extrême. L'habitude de vivre dans ces pays émousse la susceptibilité physique et diminue l'action de la cause morbide, mais elle n'en préserve pas; elle rend son action plus lente et ses effets chroniques.

9° Dans tous les pays marécageux, la durée moyenne de la vie est plus courte qu'ailleurs, le nombre des décès est sensiblement plus considérable et l'emporte quelquefois sur celui des naissances, quoique les mariages y soient, en général, assez multipliés. Ces effets sont spécialement proportionnels à l'intensité de la cause marécageuse; la mortalité est telle, dans certaines localités, qu'elle entraînerait promptement la dépopulation, si des migrations plus ou moins fréquentes ne venaient contre-balancer les effets désastreux du climat. Dans les marais de Sienne, la mortalité est de 1 sur 10 dans les années exemptes d'épidémie. Au voisinage des marais Pontins, elle est de 1 sur 26 ; dans la Camargue, à l'embouchure du Rhône, elle est de 1 sur 20, suivant M. Poulle. A Sainte-Marie et à Aigue-Morte, elle serait quelquefois de 1 sur 8, suivant cet ingénieur.

11° Les recherches de M. Villermé, qui portent sur 1,800,000 décès distribués par mois, l'ont conduit à formuler les lois suivantes. La mortalité est toujours inégalement répartie entre les 12 mois de l'année. Elle est forte à une époque de l'année et faible à l'autre. Ce sont toujours dans les mêmes lieux et dans les années ordinaires, les mêmes saisons qui offrent le minimum et le maximum des décès. Ce sont dans les cantons salubres de nos climats, les mois de l'hiver et ceux du printemps qui ont le plus de décès, et mai, juin, juillet et août qui en comptent le moins. Cette différence n'est pas la même pour toutes les latitudes. L'hiver étant plus meurtrier dans le Nord que dans le Midi, et l'été, plus dans le Midi que dans le Nord. Dans les pays de marais très-insalubres, le maximum de mortalité se trouve dans les mois d'été, époque du dessèchement des marais, c'est-à-dire en juillet, août, septembre, octobre, qui en présentent très-peu dans les cantons parfaitement sains.

12° Le même observateur a déduit d'un tableau de 660,000 décès distribués par âges les données suivantes : Tous les âges ressentent l'influence pernicieuse des marais, mais celle-ci pèse principalement sur les jeunes enfants. Il meurt environ moitié plus d'enfants dans un pays marécageux que dans un pays salubre. La plus grande mortalité s'observe encore pendant les mois d'août, de septembre et d'octobre, époque qui suit le retrait des eaux ; le plus chargé est souvent celui de septembre.

Parmi les dessèchements accomplis en France et à l'étranger, et toujours avec succès, depuis un demi siècle environ, on peut citer : le dessèchement des marais qui environnaient, avant 1787, le monastère de Saint-Alexandre, aux bords de la Neva. Le changement heureux qui, d'après le professeur Fouquet, de Montpellier, se fit remarquer dans la santé des habitants, après la conversion en terres labourables des marais voisins de Thau, de Cette et de Magnelonne. Des résultats analogues obtenus en Angleterre, dans les environs de Chlemsford. A la Jamaïque, en Pensylvanie, par la canalisation et le desséchement des marais. L'assainissement des marais de la Linth, par les travaux hardis d'Hescher, de Zurich. Le desséchement des marais de Bourgouin, opéré par le célèbre mathématicien J. Fournier, et dont le résultat a été l'assainissement de plus de 40 communes. L'étang de la Marseillette (Aube) couvrait près de mille arpents de terrain. De ce vaste amas d'eau fangeuse s'élevaient des émanations pestilentielles qui portaient au loin les maladies et la mort. En vain les rois de France, les États de la province, des évêques, avaient encouragé de toutes les manières le desséchement de ces marais funestes; une race d'homme, petite, malsaine, dégradée, traînait, sur ses bords, sa courte et malheureuse existence : nulle industrie, nulle manufacture, à peine les premières nécessités de la vie. Une Irlandaise, sans aucun secours du Gouvernement, sans autre mobile que l'intérêt de l'humanité, Mme de Baussel a entrepris de dessécher l'étang de la Marseillette, et a exécuté cette noble tâche. Des bois, des prés, une population saine plus active, 150 charrues, l'industrie, l'aisance ont remplacé la stérilité, la fétidité et la misère. Le procédé employé pour le desséchement a consisté dans l'établissement d'un canal principal pour lequel un bel aqueduc a été élevé. Depuis que les marais de Châtillon en Bresse ont été en grande partie desséchés et convertis en plantation, la population de cette ville, animée par l'industrie, a doublé en trente années, tandis que la création de nouveaux étangs rendait plus insalubres beaucoup d'autres localités de la même province : Villars, Vic, Pérole, Frontignan, Mireval, jadis petites villes renommées, sont maintenant de misérables bourgs habités par des agonisants. Bordeaux a cessé d'être ravagé par des épidémies meurtrières, après que le desséchement des marais, situés à la porte de la ville, eût été opéré par les soins du cardinal de Sourdis. Un beau résultat en ce genre est celui que les frères Herwyn ont obtenu dans le desséchement des vastes marais situés entre Dunkerque et Furnel et connus sous le nom de Moëres. L'agriculture y est aujourd'hui portée au plus haut degré de prospérité.

Nantes, Imp. de Mme veuve Camille Mellinet.

www.ingramcontent.com/pod-product-compliance
Ingram Content Group UK Ltd.
Pitfield, Milton Keynes, MK11 3LW, UK
UKHW020354250726
13967UKWH00005B/2278